RÉFLEXIONS

SUR

LE VINGTIÈME VOLUME

DE L'HISTOIRE DU CONSULAT ET DE L'EMPIRE

RÉFLEXIONS

SUR

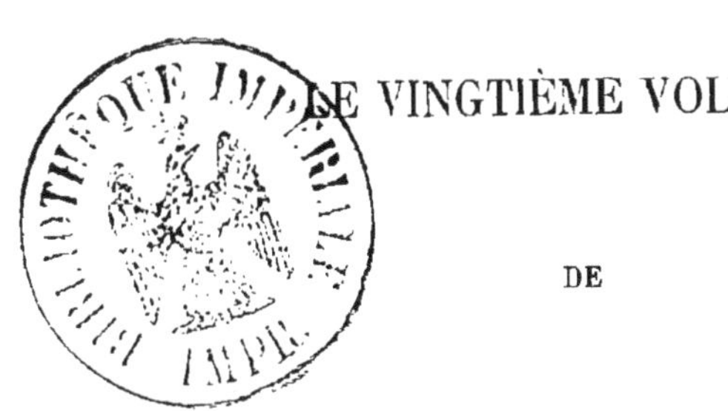

LE VINGTIÈME VOLUME

DE

L'HISTOIRE DU CONSULAT ET DE L'EMPIRE

PARIS

IMPRIMERIE DE L. TINTERLIN ET Ce

RUE NEUVE-DES-BONS-ENFANTS, 3

1863

RÉFLEXIONS

SUR LE VINGTIÈME VOLUME

DE

L'HISTOIRE DU CONSULAT ET DE L'EMPIRE

L'histoire nous avait appris jusqu'à ce jour, qu'une nation qui avait possédé un grand homme, s'en était toujours montrée fière et conservait le souvenir de ses mérites, de ses grandes et belles actions, en laissant à ses écrivains les plus célèbres le soin de les transmettre à la postérité sans rien y ajouter qui puisse en ternir l'éclat.

Le savant auteur de l'*Histoire du Consulat et de l'Empire* croit devoir faire une exception pour le plus grand homme qui ait encore paru sur cette terre.

Après chaque mérite reconnu, après avoir excité notre admiration pour le génie créateur, exceptionnel de Napoléon, M. Thiers trouve toujours le moyen de joindre, comme correctif à ses louanges, des expressions blessantes : ce n'est bientôt plus *qu'un conquérant dévoré d'une ambition égale à son génie, un insensé, un fou ayant perdu la France par ses fautes.*

On ne saurait comprendre ce blâme, surtout dans de semblables termes.

La tâche d'un historien est-elle de s'attacher plutôt à faire ressortir les défauts, si tant est qu'ils soient réels, au-dessus des rares mérites d'un homme aussi remarquable que celui qui fut deux fois l'élu de la France entière ? Nous ne le pensons pas. C'est donner raison aux ennemis constants de la France entière, qui ne sont devenus les siens que par haine de son génie et de sa supériorité.

Le remarquable écrivain admire et approuve l'ambition des généraux anglais et prussiens, et blâme celle de l'Empereur Napoléon, qui cependant n'avait pour but que la gloire de la France ; cela se comprendrait s'il était l'historiographe de la coalition représentée par lord Wellington et le maréchal Blücher (1).

La guerre était-elle allumée quand le jeune commandant d'artillerie enlevait aux ennemis le fort du Petit-Gibraltar et rendait Toulon à la France ? Général, était-il le premier qui fût entré en Italie, et les batailles de Castiglione, Arcole, Rivoli et Marengo étaient-elles du temps de la République ? Le camp de Boulogne n'a-t-il pas été levé pour repousser l'invasion de la Bavière par les Autrichiens ? La Prusse n'a-t-elle pas voulu la guerre en 1806 ?

(1) Cette pensée nous est venue en lisant cette phrase de la page 30? du vingtième volume : « Du milieu de cette armée toujours redoutable, « *quoique vaincue*, ne serait-il pas plus imposant (Napoléon), que seul à « la barre d'*une assemblée impitoyable pour le despote sans soldats et* « *sans épée.* »

L'Autriche ne l'a-t-elle pas déclarée en 1809? Est-ce pour satisfaire son ambition personnelle que Napoléon, à léna, Friedland, Wagram est venu ajouter à la gloire de la France en mêlant de nouveaux lauriers à ceux cueillis à Austerlitz (1) ?

Où est la cause d'un reproche à faire à notre héros jusqu'à cette époque ? est-il responsable de nos vingt années de guerre.

Admettons cette responsabilité à dater du Consulat ; la guerre civile de la Vendée ne peut en tous cas lui être reprochée puisqu'elle était commencée depuis longtemps et qu'il en fut le pacificateur.

En 1815, la Vendée se souleva un instant; elle fut promptement soumise. Longtemps après, en 1831, elle releva le drapeau de l'insurrection, et les ruines du château de la Pénissière en gardent le souvenir. Le savant auteur était alors ministre du roi Louis-Philippe, il ne peut l'avoir oublié. On devait à ces deux époques s'attendre à cette levée de boucliers, car cette province est atteinte d'une maladie chronique, inguérissable, qui durera tant que le parti de l'émigration y conservera son influence.

C'est donc s'éloigner étrangement de la vérité que de prétendre :

« Que cette Vendée faisait partie de la situation extraordinaire *dont Napoléon était l'unique auteur.* » (Page 296.)

(1) En 1809, l'Empereur, alors en Espagne, multipliait les demandes de cartes à son bureau topographique, sachant déjà les préparatifs de guerre faits contre lui par l'Autriche à l'instigation de l'Angleterre et même de la Russie, notre prétendue a'liée.

Ainsi, dans vingt ans de guerre, il y en a au moins la moitié qui a précédé le Consulat ou qui en a été la suite. Rendons à César ce qui lui appartient, mais n'y ajoutons pas.

Cette ambition envahissante tant reprochée à l'Empereur, elle a été provoquée, et le sacrifice *d'un million d'hommes* ne peut lui être attribué. Ce n'est pas par l'amour seul de la gloire, sans nécessité, que des *torrents de sang ont été répandus.* (Page 563.) C'est à l'Angleterre qu'il faut s'en prendre ; c'est elle qui, pendant toute la guerre, a alimenté les coalitions qu'elle dirigeait contre la France ; c'est à sa haine furieuse contre nous, à ses subsides, à ses sicaires, qu'on doit cette lutte grandiose qui a ensanglanté l'Europe. C'est aussi aux puissances continentales *vendant le sang de leurs soldats* au prix des guinées anglaises, qu'on doit cette guerre incessante qu'un homme seul pouvait soutenir. « *Nier cette vérité, c'est fermer les yeux à la lumière.* » Où est donc la justice qui pourrait condamner Napoléon pour ce sang versé ?

Il y a eu bien d'autres victimes, bien plus de sang répandu à une époque qui n'eut pas la gloire pour mobile, quand ce ne serait que *cette guerre de la Vendée, fait de l'émigration, et que subit la révolution.*

En reproduisant quelques faits acquis à l'histoire, en citant quelques pages des écrivains de premier ordre et quelques passages du vingtième volume de l'ouvrage de M. Thiers, nous espérons donner à notre opinion des bases que nous ne devrons qu'à la vérité.

Nous devons d'abord appeler l'attention sur le gouvernement anglais et ce que l'on est convenu de nommer sa politique : nous trouvons dans le *Mémorial de Sainte-Hélène*, de M. le comte de Las-Cases, page 248 :

« Avant et particulièrement au temps de la puis-
« sance de Napoléon, *l'Angleterre tint toujours le*
« *premier rang pour produire le mensonge et la*
« *calomnie contre lui*. Il y eut constamment chez
« elle *deux fabriques en activité, celle des émigrés,*
« *à qui tout était bon, et celle des ministres anglais,*
« *qui avaient établi cette diffamation en système*. Ils
« en avaient organisé régulièrement l'action et les
« effets. *Ils entretenaient à leur solde des follicu-*
« *laires et des libellistes dans* tous les coins de l'Eu-
« rope, en leur prescrivant leur tâche et *en liant et*
« *combinant leurs attaques* (1). »

« Les ministres trouvaient dans ce système le
« double avantage de monter l'opinion contre l'en-
« nemi commun et de la détourner de leur propre
« conduite en dirigeant les clameurs et l'indignation
« publique sur le caractère et les actes d'autrui ;
« par là, ils sauvaient à leurs propres actes un
« examen et des récriminations qui eussent pu les
« embarrasser. Ainsi, l'assassinat de Paul Ier à Saint-
« Pétersbourg, celui de nos envoyés en Perse, l'en-

(1) Parmi les hommes qui s'abaissèrent à ce métier infâme, l'histoire gardera les noms de Goldsmith, Anglais il est vrai, de Dumouriez et de l'ignoble général Sarrazin, déserteur, bigame, mort aux galères.

« lèvement de Naper-Tandy dans la ville libre de « Hambourg, la prise en pleine paix de deux riches « frégates espagnoles, l'acquisition de toute l'Inde, « Malte, le cap de Bonne-Espérance, gardés contre « la foi des traités; la machiavélique rupture du « traité d'Amiens; l'injuste saisie de nos bâtiments « sans déclaration de guerre; la flotte danoise enle- « vée avec une si froide et si ironique perfidie, etc., « sont autant d'attentats qui ont été se perdre dans « l'agitation universelle qu'on avait eu l'art d'exci- « ter contre un autre... »

Page 419. « Après la campagne d'Austerlitz et « celle d'Iéna, les armées françaises entrèrent en « Pologne; le czar, afin de pouvoir appeler dans le « Nord son armée du Danube, eut recours à l'in- « fluence de l'Angleterre pour se débarrasser de la « guerre que lui faisait la Porte; l'amiral anglais « Duckworth, avec une escadre de neuf vaisseaux « de ligne, quelques frégates et quelques bombar- « des, passa le détroit des Dardanelles et mouilla, le « 19 février 1807, devant le Sérail. L'ambassadeur « anglais se rendit à son bord, et de là entama des « négociations pour contraindre la Porte à faire la « paix avec la Russie, en lui abandonnant la Vala- « chie et la Moldavie, et à déclarer la guerre à la « France. Le général Sébastiani résidait à Constan- « tinople comme ambassadeur de France; il sut « tirer parti de l'indignation dont le peuple osmanlis « était animé ; il traça lui-même plusieurs batteries « qui, en quelques jours, furent armées de plus de « 200 bouches à feu. L'amiral anglais ayant ainsi

« perdu le moment favorable et sachant qu'on tra-
« vaillait avec activité à lui fermer le passage des
« Dardanelles, leva l'ancre le 3 mars, rentra dans
« la Méditerranée non sans courir de grands dan-
« gers; il reçut plusieurs avaries au passage des
« Dardanelles, où il perdit 3 à 400 hommes. *L'idée*
« *de cette misérable opération n'a pas fait honneur*
« *aux Anglais.*

« La conduite des Anglais fit jeter un cri d'indi-
« gnation dans tout l'Empire ottoman. Comment les
« Anglais violaient-ils, en temps de paix, le terri-
« toire de la capitale et prétendaient-ils dicter à
« main armée des résolutions politiques à la Porte?
« et en même temps qu'ils voulaient l'obliger à faire
« cause commune avec la Russie et l'Angleterre
« contre la France, ils venaient de s'emparer d'A-
« lexandrie et s'y établir pour le plus léger intérêt?
« Ils coupaient de nouveau la digue du lac Madieh,
« exposant une grande ville à sa ruine; enfin, en
« abandonnant cette ville, et cela après une ca-
« pitulation, ils violaient tous les droits et détrui-
« saient son port, propriété d'une puissance étran-
« gère, qui avait persisté à rester amie, malgré ces
« divers événements, c'était se jouer de ce qu'il y a
« de plus sacré pour les hommes. »

Voulez-vous du désintéressement qui n'est pas commun et dont en France on aurait dû se souvenir? Nous allons vous le remettre en mémoire. Nous le trouvons encore dans le *Mémorial de Sainte-Hélène*, de M. le comte de Las-Cases, page 220.

« Je revins de la campagne d'Italie, n'ayant pas

« 300,000 francs en propre ; j'eusse pu facilement « en rapporter dix ou douze millions, ils eussent « bien été les miens , je n'ai jamais rendu de « comptes, on ne m'en demanda jamais. Je m'at- « tendais au retour à quelque grande récompense « nationale ; il fut question de me doter de Cham- « bord. J'eusse été très-avide de cette espèce de « fortune ; mais le Directoire fit écarter la chose. « Cependant j'avais envoyé en France plus de 50 « millions pour le service de l'État : c'est la pre- « mière fois, dans l'histoire moderne , qu'une ar- « mée fournit aux besoins de la patrie, au lieu de « lui être à charge. »

Le Directoire se refusa à laisser accorder cette récompense si méritée, et la France, qui le voulut faiblement, devint bientôt oublieuse.

Lorsque Napoléon traita avec le duc de Modène, Salicetti, commissaire du gouvernement près de l'armée, vint le trouver dans son cabinet et lui dit :

« Le commandeur d'Est, frère du duc, est là « avec quatre millions en or, dans quatre caisses ; « il vient, au nom de son frère, vous prier de les ac- » cepter et moi, je viens vous en donner le conseil. « Je suis de votre pays, je connais vos affaires de « famille, *le Directoire et le Corps législatif ne re-* « *connaîtront jamais vos services* ; ceci est bien à « vous, acceptez-le sans scrupule et sans publicité. « Napoléon refusa. »

Un administrateur de cette même armée répétait souvent : « *Qu'il avait vu pareillement* Napoléon

« refuser de même l'offre de sept millions qui lui « faite par le gouvernement de Venise. »

La statue de lord Wellington est au haut d'une mince colonne, plus élevée que les clochers de Westminster, *comparez!*... Si Carthage fut ingrate envers Annibal, le grand homme de prédilection de M. Thiers, Napoléon est le nôtre, et nous trouvons que les hommes du pouvoir, dans cette France qu'on regarde comme la plus civilisée des nations européennes, ont été plus oublieux et plus ingrats encore que les barbares qui firent trembler Rome. Pourquoi? parce que Napoléon ne nous a donné que l'ordre, notre état-civil, une admirable organisation civile et la gloire! Pour être juste, le savant auteur ajoute *qu'il faut lui en savoir gré.*

« Jamais personne, nous dit encore, M. de Las-« Cases, page 220 de son premier volume, ne disposa « de plus de richesse et ne s'en appropria moins. « Napoléon a eu jusqu'à 400 millions d'espèces dans « les caves des Tuileries, son domaine extraordinaire « s'élevait à plus de 700 millions. Il a distribué plus « de 500 autres millions de dotations à l'armée et « *n'eut jamais de propriété particulière.* »

Voilà pour le mépris des richesses. Ses deux abdications prouvent assez son patriotisme; il aima et servit bien la France, et la France ne sut pas le garder.

Revenons au commencement de la guerre après 1789 et examinons qui, de la France ou de ses ennemis, a depuis cette époque provoqué les guerres reprochées si amèrement à Napoléon.

En 1791, nous signalons l'ébauche des coalitions dans les conférences de Mantoue, entre l'empereur Léopold et le comte d'Artois.

En 1792, le traité de Pilnitz, l'invasion de la France et le manifeste insolent du duc de Brunswick annonçent le projet de demembrement de notre pays.

Toulon est aux Anglais. Mais le patriotisme des Français délivre la Champagne aux plaines de Valmy, et celui qui devait être un jour le chef de la France, reprend à ses ennemis la ville que la trahison leur avait livrée.

Les guerres qui suivirent sont-elles de son fait? Non ; c'est lui au contraire qui conquiert la paix et la signe successivement à Campo-Formio, à Lunéville, à Amiens.

Qui rompit ce dernier traité reçu avec reconnaissance par le monde entier? L'Angleterre, qui, bravant tout sentiment de justice et d'équité, n'agit que dans son intérêt mercantile et dans le désir de s'assurer le commerce du monde. Elle attaque à l'improviste, s'empare de tout ce qui peut être à sa convoitise, et, pour échapper à la punition de ses méfaits, soudoie des ennemis à son redoutable adversaire. Alors elle redevient l'insolente maîtresse des mers, et les armes dont elle redoutait les coups sont dirigées vers ceux que ses subsides ont soulevés contre nous.

Le camp de Boulogne n'était menaçant que pour elle ; la Russie, l'Autriche n'avaient rien à en redouter, et cependant ce sont ces deux puissances qui nous déclarent la guerre, à l'instigation du cabinet de Londres, heureux de détourner la foudre qui allait le frapper et de la diriger sur ses alliés gorgés de son or.

La campagne d'Austerlitz et la paix de Presbourg coûtèrent cher aux amis de l'Angleterre; mais elle respira et se remit immédiatement à nous susciter de nouveaux ennemis.

La Prusse, frappée de vertige, vient quelques mois après l'une des plus glorieuses victoires d'une armée sans égale, affronter le courroux de la France ; elle appelle à son aide la Russie à peine remise de la lutte ; elle la devance, et son armée est anéantie à Iéna et Auerstaedt. Napoléon s'avance sur les Russes, et Friedland est témoin d'une seconde victoire aussi brillante que celles d'Austerlitz et d'Iéna : puis il accorde la paix à ses ennemis vaincus et la signe à Tilsitt.

Est-ce lui qui a déclaré la guerre? Il a été forcé de vaincre, il a couvert nos drapeaux d'une gloire immortelle, et vous, historien français, ami de votre pays qui s'honore de vous compter parmi ses illustrations, vous l'accusez (1) !

L'Autriche a refait son armée grâce aux guinées anglaises, et en 1809 elle se croit en mesure de tenter encore la fortune : Napoléon est en Espagne avec une grande partie de ses forces, le corps du

(1) « Je veux, nous disait-il un jour au Conseil d'État, que le titre de « Français soit le plus beau, le plus désirable sur la terre; que tout Fran- « çais voyageant en Europe se croie toujours chez lui...—Comte de Las « Cases, pages 350 à 352, tome Ier. »

maréchal Davout est seul chargé de surveiller l'Allemagne. Les préparatifs de guerre des Autrichiens deviennent menaçants ; l'empereur prévoit une nouvelle surprise comme celle de 1805, il accourt du fond de la Castille : le 17 mai il est à Donawerth, et déjà l'armée ennemie est entrée en Bavière depuis plusieurs jours ; le comte de Bellegarde a signifié la déclaration de guerre au général Friant du corps de Davout, venant de Bayreuth le 10 au matin, et quelques heures après il l'attaquait; ce n'était pas de la plus grande loyauté, et nous pensons que ce n'est pas à Napoléon que les reproches doivent s'adresser.

Les journées à jamais célèbres de Thann, Abensberg, Landshut, Eckmuhl, Ratisbonne et Wagram ont fait justice de ce manque de foi ; puis l'Autriche demanda la paix et l'Empereur eut la générosité de la lui accorder. C'est ainsi que ce *despote* a toujours fait pour l'Autriche qui, comme chacun sait, lui a prouvé sa reconnaissance en 1813 et 14.

Qui donc a fait verser le sang qui coula dans cette campagne ? L'Angleterre, toujours elle, toujours son or, dont les fronts des princes coalisés resteront souillés.

La guerre d'Espagne fut un malheur amené par les tergiversations de l'indigne favori qui gouvernait ce royaume, par la nullité de ses princes, par la nécessité de soustraire ce pays et le Portugal à l'influence anglaise. Déjà en 1806, la conduite de Godoï avait été inquiétante pour la France, le prince des Asturies était notre ennemi, et la révolution d'Aranjuez fut la cause déterminante qui jeta Napoléon dans une entreprise dont l'Angleterre tira le plus grand parti.

La guerre de Russie fut encore excitée par l'Angleterre, dont les intérêts commerciaux souffraient par suite de l'alliance des deux empereurs, et par plusieurs personnages du cabinet russe largement rétribués par le ministère anglais ; les grands seigneurs terriens et les commerçants de cet empire se plaignaient aussi du blocus continental ; le souverain craignait de mécontenter ses sujets et était de son côté blessé de quelques mesures politiques prises par Napoléon, et froissant des membres de sa famille. Néanmoins les deux amis d'Erfurth se seraient entendus si les Anglais et le prince royal de Suède n'étaient venus envenimer les discussions et pousser à la guerre.

Le maréchal Bernadotte, prince de Suède depuis le mois d'août 1810, avait hâte de témoigner, suivant son cœur, sa reconnaissance à Napoléon, qui lui avait pardonné sa conduite à Iéna et à Wagram. Le pygmée était jaloux du géant.

Il signa à Abo un traité avec la Russie, l'Angleterre fut invitée à consentir aux stipulations qu'il contenait et à les garantir. On savait d'avance l'empressement qu'elle y mettrait, puisque cette alliance était son ouvrage. Une ligue formidable fut donc formée, et d'autres alliés secrets vinrent s'y joindre quand la victoire quitta nos drapeaux. C'est ainsi qu'après vingt ans, les projets, les espérances qui avaient présidés au traité de Pilnitz dictèrent celui d'Abo, et un peu plus tard ceux qui firent de nos alliés autrichiens et prussiens des ennemis aussi perfides qu'acharnés.

M. Lainé, ministre de l'intérieur, disait à ce sujet en 1822 :

« La coalition de Mantoue, formée contre la France « en 1791, avait pour but le partage et la division de « la France entre les puissances liguées, les rois la « désiraient encore en 1814, et s'ils n'ont pas osé « l'exécuter en totalité, c'est qu'ils ont craint le ca- « ractère français et qu'ils ne se trouvaient pas en « sûreté en France ; cette pensée ne les avait pas « encore quittés en 1815, et une nouvelle carte de « réduction avait été dressée par leurs ordres (1). »

Ce qui vient à l'appui de ce fait, ce sont les cris de Paris ! Paris ! poussé par les soldats des coalisés à l'attaque de Dresde en 1813, les notes diplomatiques publiées depuis, les proclamations fougueuses d'un Justus Grüner, agent de la Prusse, et tous les actes des hommes d'État des puissances alliées.

Les soldats de six nations, y compris ceux de la Suède et le Français (2) renégat qui les commandait, formèrent cette masse imposante et envahissante qui, pressant le pas pour nous combattre, ne parvint au succès qu'après l'avoir chèrement payé. Le nombre nous accabla, il est vrai, car il fut secondé par *la trahison*, *la défection sur le champ de bataille*, la violation des capitulations et l'oubli des conven-

(1) Discours de M. Lainé à la Chambre des députés, le 19 mars 1822.

(2) Pour prendre femme on ne renonce pas à sa mère, encore moins on est tenu à lui percer le sein et à lui déchirer les entrailles.

(*Paroles de Napoléon au sujet de Bernadotte.*)

tions *et des bienfaits.* Enfin ils ont eu pour les guider dans nos provinces ceux qui prétendaient être les Zopires de l'émigration, ce qui nous fait dire, sans craindre d'être accusé d'un excès d'orgueil, que si l'Empereur n'avait eu à vaincre que des soldats, il avait encore avec lui assez de bras vengeurs pour les rejeter hors de nos frontières.

La coalition contre la France fut donc permanente depuis 1791 ; si elle se reposa parfois pour se refaire de ses mille défaites et devint alors humble et soumise en implorant la paix, elle ne profitait du calme que pour ourdir de nouvelles trames contre son loyal vainqueur ; il la châtiait de nouveau et pardonnait encore ; mais elle, infatigable dans sa haine, une fois arrivée au succès, comme la hyène aux yeux sanglants, *elle s'est repue* et n'a jamais pardonné.

Nous le demandons de nouveau : qui a voulu la guerre ? La France l'a soutenue sans la provoquer ; elle l'a faite glorieusement ; le génie du grand homme l'a rendue longtemps heureuse, et avec lui le succès eût toujours couronné la bravoure de nos soldats si, à l'intérieur, l'union et un constant patriotisme eussent secondé leur héroïsme.

L'histoire n'a-t-elle pas déjà enregistré la trahison du maréchal Marmont, et les défaillances d'Augereau et de tant d'autres ?

Page 442. N'a-t-elle pas dit l'opposition factieuse des maréchaux en 1814 ? Et M. Thiers ne craint pas d'écrire :

Page 309. « On s'était *habitué à le voir vaincu,* « on croyait toujours à son génie, mais on ne croyait

« plus à sa fortune ; on imputait *à son despotisme,* « *à son ambition,* les malheurs de la France, et on « attribuait surtout la nouvelle crise où elle était « tombée *à son funeste retour de l'île d'Elbe.* »

Cette phrase voudrait-elle dire : *On est satisfait tant qu'un despote est heureux ?*

309, 449. Le retour de l'île d'Elbe n'est-il pas la suite des mesures prises à Vienne ? Et si la campagne de 1815 a été le commencement d'un désastre pour la France par l'inexécution des ordres de l'Empereur (car ce désastre pouvait être évité), il faut s'en prendre au duc d'Otrante, au marquis de Lafayette, à leurs adhérents et à la chambre des députés qui l'ont rendu complet. C'est en lisant dans l'ouvrage de M. Thiers le chapitre intitulé Waterloo, qu'on peut s'en convaincre. Nous y trouvons pour la bataille de Ligny :

Page 127. Si l'immense résultat auquel on avait failli atteindre *et qui eût changé le sort de la France,* avait manqué...

193. « Il restait assez de temps pour apporter un « poids décisif dans la balance de nos destinées. »

269. « Ainsi, trois fois dans la journée, on aurait « pu sauver la France. »

294. « Grouchy manqua à l'armée dans cette « journée fatale, comme si un tremblement de terre « l'eût fait disparaître du théâtre des événements, et « Napoléon répétait avec douleur, à bord du *Nor-* « *thumberland,* que sans la faute d'un homme la « cause nationale aurait pu triompher. »

La conséquence naturelle de ces citations que

nous pourrions multiplier, est que la France sauvée aurait reconquis son indépendance et l'empereur Napoléon son trône, ce qui lui eût fait adresser des discours de reconnaissance au lieu d'une demande d'abdication, et le savant auteur n'aurait pas eu à nous apprendre :

135. « Que Napoléon avait *lui-même créé* une « situation forcée en essayant de recommencer mal- « gré l'Europe, *malgré la France, malgré la raison* « *universelle, un règne désormais impossible.* »

La grande faute de Napoléon, la faute impardonnable, c'est de ne nous avoir pas donné la liberté de M. Thiers.

Il nous semble à nous que l'impossibilité de son règne vient de M. Lafayette et des députés de son opinion : « Qui s'obstinaient à ne pas reconnaître la « vérité des choses, c'est-à-dire que Napoléon écarté, « aucune résistance n'était possible (page 528), » que c'était livrer la France aux émigrés, à la coalition, par les soins du duc d'Otrante conduisant les étrangers par la main et leur ouvrant les portes de Paris.

Mais pour avoir sauvé la France à Marengo, pour l'avoir fait respecter quinze années, la haine devait venir, et c'est un devoir pour nous d'en indiquer les causes et protester contre celles que l'on cherche à faire prévaloir.

Les têtes couronnées ont-elles jamais pardonné la supériorité du génie, de l'intelligence et les belles actions qui en sont la suite ?

L'empereur Napoléon avait dispersé, vaincu, cinq

coalitions renaissant toujours comme l'hydre de la fable, conquis toute la Prusse dédaigneuse de notre alliance et pressé de nous combattre, amoindrie l'Autriche toujours infidèle aux traités qu'elle implorait, humilié l'orgueil moscovite sur cinq champs de bataille ; n'était-ce pas plus qu'il n'en fallait pour lui attirer de ces haines que le sang ne fait pas reculer.

Si Sainte-Hélène a été une grande satisfaction, un grand repos d'esprit pour les princes coalisés, là encore sur ce rocher de l'Atlantique, ils ont retrouvé le grand homme, en le laissant manquer de nécessaire, en lui faisant endurer toutes les tortures physiques et morales, en le privant de sa famille, ils n'ont pu parvenir à affaiblir l'énergie de son âme digne et fière, elle est restée comme au temps de sa grandeur, supérieure à celle de ces nains couronnés (1), et cette expression nous semble juste, parce qu'ils ont montré qu'ils n'avaient au cœur aucun des sentiments généreux dont Napoléon leur avait donné l'exemple, parce qu'ils n'ont pas compris qu'un grand homme dans les fers devait être traité comme leur égal, *en roi*, et bien mieux, comme ce qu'il avait été, *en Empereur d'une grande nation* ; à notre avis, ces souverains auraient porté plus haut leur diadème et ne l'auraient pas taché par une basse vengeance.

Nous reconnaissons à l'empereur Napoléon une autre ambition *que celle sans frein qui donne le ver-*

(1) Nous entendons par comparaison avec l'empereur Napoléon.

tige ; c'est celle de la grandeur, de la générosité.

C'est sa belle conduite envers le maréchal Wurmser à Mantoue, respectant sa vieille gloire et ses cheveux blancs, laissant à un de ses lieutenants le soin de recevoir l'épée de ce vénérable guerrier qui eût peut-être souffert de la remettre à son vainqueur de vingt-six ans.

C'est d'avoir livré passage à l'empereur Alexandre, à l'empereur d'Autriche, qu'il pouvait faire prisonniers à Austerlitz; *il arrête l'effusion du sang, une armistice est conclue et la paix signée* (1).

C'est le moment où à Berlin, il jette au feu, en 1806, les preuves de la conspiration du prince de Hatzfeld, après avoir convaincu la princesse, son épouse, de la culpabilité de son mari.

Nous avons dit que les déclarations de guerre, au commencement de chaque nouvelle campagne, ont été constamment le fait des puissances étrangères, si elles rappellent les causes qui ont valu tant de glorieux faits d'armes à la France et tant de haines au grand homme qui présidait à nos destinées, elles nous donnent le juste droit de renvoyer à leurs souverains la responsabilité de ce sang versé que M. Thiers nous rappelle si souvent, comme étant la conséquence de l'ambition de Napoléon.

Le retour de l'île d'Elbe vient encore justifier ce qui précède, puisque l'on avait fait de ce retour une nécessité.

L'Empereur avait appris que les ministres de

(1) Sainte-Hélène nous a dit leur reconnaissance.

Louis XVIII avaient fait la proposition au congrès de Vienne de lui enlever l'île d'Elbe, et l'Impératrice Marie-Louise l'avait informé que le gouvernement de la France, *qui ne payait pas* les deux millions alloués annuellement par le traité de Fontainebleau, *mettait pour condition du paiement son exil hors de l'Europe* (1).

Le baron Fain, le général de Jomini nous le disent, et M. le comte de Beausset nous le confirme également ; M. de Las Cazes nous dit aussi, t. 1er, p. 346 à 348 :

« L'Empereur eut des raisons de croire que dans « les papiers laissés aux Tuileries par le départ pré- « cipité du roi, il aurait déjà trouvé des indices sa- « lutaires sur les perfidies dont il s'est cru entouré « à son retour de Waterloo (2). »

Voici ce qu'écrivait le général de Jomini sur 1815:

« Descendu du trône du plus puissant empire à la « souveraineté dérisoire de l'île d'Elbe, par suite de « son abdication de Fontainebleau, séparé de sa

(1) Le gouvernement français ne payait pas les deux millions alloués annuellement par le traité de Fontainebleau et y mettait, dit-on, la condition que *Bonaparte* serait exilé hors d'Europe. Napoléon fut informé de ces faits par l'impératrice Marie-Louise, et cette circonstance, réunie à la fausse nouvelle de la dissolution du Congrès de Vienne, décida son retour.

(2) Le roi Louis XVIII, revenu aux Tuileries en 1814, s'était, après quatorze mois de règne, trouvé en mesure de confier à M. Laffitte une somme considérable au moment de sa sortie de France, et Napoléon qui en eut connaissance, dit à M. Laffitte :

« Cet argent est personnellement au Roi, les affaires domestiques ne « sont pas de la politique. »

Que l'on compare avec les vols et les excès de 1814 !

« femme et de son fils d'une manière presque humi-
« liante, et dont l'histoire fera un jour de justes
« reproches à ses ennemis, Napoléon s'était retiré à
« Porto-Ferrajo, comme Scipion dans son île de Li-
« terne, en quelque sorte exilé et plus mécontent de
« l'abandon de ses compatriotes que de la persécu-
« tion de ses adversaires...

« D'un autre côté, Napoléon apprit à temps que
« les ministres de Louis XVIII proposaient au Con-
« grès de lui enlever l'île d'Elbe pour l'exiler dans
« un autre hémisphère : c'était une violation gratuite
« du traité de Fontainebleau, puisqu'à cette époque
« on n'avait rien à lui reprocher qui pût exciter le
« courroux des souverains (1). Hors d'état de résis-
« ter à une telle tentative à cause de l'exiguïté de ses
« moyens de défense, et décidé à ne pas en attendre
« l'effet, Napoléon conçut le projet audacieux de re-
« monter sur le trône de France. Quoique ses forces
« ne consistassent qu'en un millier de soldats, elles
« étaient encore plus grandes que celles des Bour-
« bons; car il avait pour allié l'*honneur de la patrie,*
« *qui parfois sommeille*, mais ne périt jamais dans
« le cœur d'une nation guerrière. Plein de con-
« fiance en cet appui, il passa en revue la petite
« troupe qui allait le seconder dans une aussi hasar-
« deuse entreprise : ces soldats étaient mal équipés,
« mais leurs figures martiales dénotaient des âmes
« intrépides. Les préparatifs ne furent pas longs;
« car ces braves n'emportaient que leurs épées. »

(1) Le général de Jomini, 1815, pages 6, 45 et 46.

Et M. de Beausset, préfet du palais de l'Empereur, tome II, page 181 :

« .... Je ne partage pas l'opinion de ceux qui pré-
« tendent que Napoléon aurait dû attendre la fin du
« Congrès et la séparation des puissances alliées,
« pour avoir des chances plus favorables de succès.
« Je suis fermement convaincu que, d'une manière
« ou de l'autre, les monarques ne se seraient pas sé-
« parés sans qu'au préalable ils n'eussent enchaîné le
« prisonnier auquel ils se repentaient d'avoir laissé la
« facilité de se mouvoir dans l'étroit passage de l'île
« d'Elbe. On le disait hautement à Vienne : Il fallait
« renoncer à l'espérance de conserver ce que l'on
« venait d'acquérir, à quelque prix que ce fût s'en
« tirer ou le perdre. Et comme le code nouveau des
« souverains n'avaient pu fournir encore un expé-
« dient capable de rassurer tant de consciences ti-
« morées, on préféra sans doute de le compromet-
« tre, de faciliter et de conseiller secrètement, et
« par toutes sortes de moyens, son retour en France,
« parce qu'on y trouvait *le double avantage de ter-*
« *miner avec lui la lutte par un coup de tonnerre*
« *qui devait étouffer dans sa chute les cris de la vic-*
« *time et d'épuiser en même temps les ressources de*
« *cette France si jalousée*. L'Europe entière resta
« sous les armes.

« L'histoire du monde n'offre point et n'offrira
« jamais un second exemple d'un hommage aussi
« éclatant rendu au génie et à la puissance morale
« d'un monarque déchu, isolé et renfermé dans un

« petit espace, que bloquaient de tous côtés des « flottes ennemies. »

Et nous disons, nous, dans le style simple, peut-être un peu rude, d'un vieux soldat, véritable guet-apens, qui, s'il ne se fut pas réalisé selon les intrigues des souverains, aurait mis le héros de la France à la merci du premier chenapan que l'on n'aurait pas manqué de dépêcher contre lui (1). On a certainement condamné aux galères à perpétuité des gens qui n'ont pas fait plus ; mais ces mots : *nécessité potitique*, sont un masque qui cache bien des turpitudes.

Le gouvernement de Louis XVIII était conséquent dans sa demande au Congrès pour l'enlèvement de Napoléon de l'île d'Elbe ; lord Wellington avait fait pressentir sa réclusion à Sainte-Hélène, c'était bien le moins pour ce gouvernement de demander l'exil de l'Empereur hors de l'Europe, *au mépris des traités, il est vrai* ; mais pour plaire à *l'Angleterre*, il ne fallait pas y regarder de si près, aussi le gouvernement de la France a-t-il été jusqu'à prononcer l'exil de Richard-le-Noir ! Un trône vaut bien ce petit service, à la suite de plus grands, car cette France était bien alors ce que voulait l'Angleterre et les autres puissances. Le prince de Bade pouvait en faire la conquête, si la fantaisie lui en eût pris : elle pouvait à peine réunir trente mille hommes en cas d'agression (2), et l'abandon de ses places fortes

(1) Voir la brochure publiée chez Moronval, quai des Augustins, 1822.
(2) M. Thiers, page 5 du XXe volume.

était fait depuis 1814, par le comte d'Artois.

Disons, pour n'y plus revenir, que ce retour de l'île d'Elbe est un fait des plus remarquables que puisse enregistrer l'histoire. L'empereur Napoléon rentre aux Tuileries après avoir mis vingt jours à traverser la France, *sans qu'il en coûte une seule goutte de sang*, accompagné des acclamations de toutes les populations accourant à l'envi sur son passage, preuve incontestable qu'il était bien le véritable élu de la France, que les malheurs de 1813 et 1814 n'avaient point attiédi cet attachement à sa personne et la confiance qu'il inspirait.

Voilà le beau, voilà le merveilleux ; mais si la nation disait bien haut ce qu'elle pensait et voulait, la plupart de ses représentants à la chambre des députés était peu disposés, comme on le verra bientôt, à marcher dans cette voie de dévouement que partageaient, du reste, les esprits sérieux. Ceux-ci « pen-
« saient que l'espérance de traiter avec l'étranger,
« *en lui sacrifiant Napoléon, était non-seulement*
« *peu honorable, mais chimérique*, que l'Europe en
« voulait à Napoléon sans doute, mais à la France
« tout autant ; *qu'elle ferait les plus belles promesses*
« *du monde*, et qu'ensuite lorsqu'on aurait eu la fai-
« blesse de les écouter, Dieu seul savait ce que de-
« viendrait le pays, son sol, sa liberté (1). »

« Si on voulait garantir la France de l'*humiliation*
« *de subir* un gouvernement imposé par l'étranger,

(1) La France a appris ce que valaient ces belles promesses de l'étranger, ce que signifiaient l'article 12 de la capitulation de Paris. L'explication en est donnée aux pages 497, 498 et 499 du XXe volume.

« si on voulait préserver son sol, sa grandeur, des « violences d'un ennemi victorieux, *il n'y avait « qu'une ressource, c'était l'union entre soi d'abord « et avec Napoléon ensuite.* »

MM. Sieyès, le général Carnot, le maréchal Davout partageaient cette opinion ; le maréchal avait apprécié toute l'énergie que l'on allait rencontrer dans la nation, avec plus de dévouement encore et de confiance qu'à l'époque de la Convention, l'énergie de l'armée n'était pas contestable, la population se portant sur le passage de l'Empereur lors de son débarquement à Cannes, les gardes nationaux venant avec un entrain inimaginable se ranger sous les drapeaux, les fédérés se rassemblant incessamment autour de l'Elysée jusqu'au dernier moment, nous montrent la France voulant toujours son indépendance et prête à s'armer pour la conquérir de nouveau, si on la menaçait encore.

« Des moyens, il en restait, si les chambres franchement unies au gouvernement voulaient le « seconder ; Napoléon en avait préparé d'avance « d'assez considérables, même dans l'hypothèse « d'une grande défaite, pour laisser encore bien des « chances d'une résistance heureuse. Les chambres « pouvaient y ajouter leur dévouement à la cause « commune : *tout dépendait donc de la fermeté et de « l'accord des pouvoirs publics.* »

Mais les conseils des hommes sages, prévoyants, dictés par leur patriotisme, furent méconnus ; le prince d'Eckmühl interpellé, annonçant une victoire possible, nous laissait espérer que son épée, si souvent victorieuse, nous reviendrait dans ses mains l'épée d'un Camille : rien ne put émouvoir la masse de cette assemblée que l'Empereur venait de convoquer et qui, à peine réunie, lui était hostile, qui allait livrer la France au lieu de concourir à sa défense, aucun de ses représentants n'a voulu se rappeler la morale de la fable des loups et des brebis de notre bon Lafontaine :

La paix est fort bonne de soi
J'en conviens, mais de quoi sert-elle
Avec des ennemis sans foi ?

Cette assemblée tumultueuse a préféré se livrer à ses passions, perdre un temps précieux en discours inutiles, écouter et suivre avec la dernière complaisance les perfides avis du duc d'Otrante, qui, par son adresse et ses intrigues, trompa les plus influents appelés à prendre une si large part dans la défense du pays, et finit par livrer les richesses de la France et lui laisser la honte.

Au marquis de Lafayette était réservé l'avantage de se faire écouter.

Répondant au prince Lucien *d'un ton froid, mais tranchant comme l'acier, ce sont les expressions dont se sert M. Thiers :*

« Prince, vous calomniez la nation ; ce n'est pas « d'avoir abandonné Napoléon que la postérité « pourra accuser la France, mais, hélas ! de l'avoir « trop suivi ; elle l'a suivi sur les champs de l'Italie, « dans les sables brûlants de l'Egypte... »

Avant d'être consul et deux fois empereur par l'acclamation de la France entière, *il y eut un général Bonaparte* envoyé en Italie, puis en Egypte, par le gouvernement d'alors, *gouvernement républicain* ; n'est-il pas étonnant qu'un républicain de la force de M. le marquis de Lafayette, s'attache *avant toutes choses* à reprocher à ce général le sang versé dans ces immortelles campagnes, *toutes républicaines, celles d'Italie surtout, où à Marengo il sauva la France*, et que ce souvenir qui, selon nous, aurait dû faire vibrer en M. le marquis de Lafayette tout l'orgueil du sentiment patriotique, ne lui fasse trouver que *le mot de calomnie.*

Les batailles de Fleurus, de Zurich et tant d'autres sont aussi du temps de la République, et pour être conséquent, M. le marquis de Lafayette a dû les confondre dans le même anathème et reprocher au général Jourdan, à l'illustre Masséna, le sang versé dans ces batailles, qui feront toujours, malgré son dire, l'éternelle gloire de la France.

En Italie, quelques milliers de Français parviennent à vaincre trois armées autrichiennes envoyées successivement contre eux ; le général dicte à cette puissance le célèbre traité de Campo-Formio, et *pense en même temps à faire ouvrir les portes des prisons d'Olmutz à M. le marquis de Lafayette*, qui, comme on vient de le voir, s'est empressé de témoigner de sa reconnaissance par une hostilité sans raison d'être ; car faire de la controverse ne sauve pas un empire, surtout lorsque l'ennemi est à ses portes : on trouve donc ici l'ardent patriotisme *du citoyen des*

États-Unis fortement ébréché, comme sa reconnaissance.

M. le marquis de Lafayette avait promptement oublié, aussi bien que ceux de ses collègues partageant son opinion, la réponse de l'Empereur aux adresses des chambres ; ces belles et nobles paroles n'avaient point eu le pouvoir de leur rappeler qu'il fallait faire preuve de sentiments patriotiques, mais non pas en faire seulement parade.

Nous les reproduisons ici.

L'Empereur répond à l'adresse de la Chambre des pairs.

« La lutte à laquelle nous sommes engagés est « sérieuse, l'entraînement de la prospérité n'est pas « ce qui nous menace aujourd'hui, c'est sous les « fourches caudines que les étrangers veulent nous « faire passer. La justice de notre cause, l'esprit « public de la nation et le courage de l'armée, sont « de puissants motifs pour espérer des succès ; mais « si nous éprouvons des revers, c'est alors surtout « que j'aimerais à voir déployer toute l'énergie de « ce grand peuple, c'est alors que je retrouverais « dans la Chambre des pairs des preuves d'attache- « ment à la patrie et à son chef ; c'est dans les temps « difficiles que les grandes nations, comme les grands « hommes, déploient toute l'énergie de leur caractère « et deviennent un objet d'admiration pour la pos- « térité.

« *Cette postérité conviendra, en lisant ces pa-* « *roles, que l'Empereur n'avait rien négligé de ce* « *qui pouvait élever la France au niveau des dan-*

« *gers qui la menaçaient, et qu'il avait tout prévu.* »

Sa réponse à la Chambre des députés le prouve encore mieux (1).

Voici cette réponse :

« Dans ces graves circonstances, ma pensée est « absorbée par la guerre imminente au succès de la« quelle sont attachés l'indépendance et l'honneur « de la France ; je partirai cette nuit pour me mettre « à la tête de mes armées, pendant mon absence je « verrais avec plaisir qu'une commission nommée « par chaque Chambre méditât mûrement sur nos « institutions ; la constitution est notre point de ral- « liement ; elle doit être notre étoile polaire dans « ces moments d'orages ; mais toutes discussions pu- « bliques qui tendraient à diminuer directement ou « indirectement la confiance qu'on doit avoir dans « le gouvernement et dans ses dispositions, serait « un malheur pour l'État ; nous nous trouverions au « milieu des écueils sans boussole et sans direction. « La crise où nous sommes est forte ; *n'imitons pas* « *l'exemple du bas-empire*, qui, pressé de toutes parts « par les barbares, *se rendit la risée de la postérité* « en s'occupant de discussions abstraites au moment « où le bélier brisait les portes de la capitale.

Paroles prophétiques, bien propres à confondre tous ces déclamateurs qui, méconnaissant les principes de l'Empereur à cette mémorable époque, ont lancé tant de foudre contre lui (2).

(1) Le général de Jomini, 1815, pages 127 et 128.
(2) Le général de Jomini, 1815, page 131.

M. le marquis de Lafayette n'avait non plus tenu compte des avis que l'Empereur avait donné à la députation admise près de lui après son abdication, ce qui était encore plus récent.

Après s'être montré sensible aux témoignages de la députation, il leur dit que « le sacrifice dont on « le remerciait, il l'avait fait pour la France, mais « sans aucune espérance de lui être utile et unique- « ment pour ne pas être en désaccord avec ses re- « présentants, car on ne pouvait lutter avec succès « qu'à la condition d'être unis.

« Il leur recommanda l'union, comme le principal « moyen de salut ; après l'union, l'activité dans les « préparatifs de défense, car il fallait, pour obtenir « la paix, avoir dans les mains tous les moyens de « faire la guerre.

« Le temps perdu, leur dit-il, *à renverser la mo- « narchie impériale* eût été plus utilement employé « à préparer les moyens de résistance ; mais enfin, « il en est temps encore, hâtez-vous, car *l'ennemi « approche et vous trompe en vous disant que moi « écarté, il s'arrêtera :* ce sont les Bourbons qu'il « veut vous imposer avec tout ce que les Bourbons « apportent à leur suite (1). »

Au surplus, faire de l'opposition à tous les gouvernements a toujours été *le dada* de M. le marquis de Lafayette ; en 1815 comme en 1830, on conspirait tout haut dans ses salons, le brave général Berton s'y est laissé prendre et l'a payé de sa vie.

(1) M. Thiers, page 389, XXe volume.

Le succès de M. le marquis de Lafayette était significatif; « comptant sur la disposition générale, il « demanda la parole, tout lui assurait une attention « profonde, sa personne, la gravité des circonstances « *et la proposition à laquelle on s'attendait.* » (M. Thiers.)

Voici son discours :

« Messieurs, dit-il, lorsque, pour la première fois « depuis bien des années, j'élève une voix que les « vieux amis de la liberté reconnaîtront, sans doute, « je me sens appelé à vous parler des dangers de la « patrie, *que vous seuls à présent avez le pouvoir de* « *sauver*, des bruits sinistres s'étaient répandus ; ils « sont malheureusement confirmés : voici le moment « de nous rallier autour du vieux drapeau tricolore, « celui de 89, celui de la liberté, de l'égalité et de « l'ordre public, *c'est celui-là seul que nous avons* « *défendu contre les prétentions étrangères et contre* « *les tentatives intérieures*. Permettez, Messieurs, à « un vétéran de cette cause sacrée, *qui fut toujours* « *étranger à l'esprit de faction*, de vous soumettre « quelques résolutions préalables dont vous appré- « cierez, j'espère, la nécessité. »

C'est donc bien un parti pris à l'avance, ce n'était pas de l'Empereur, *que l'on voulait la liberté et l'ordre public* qu'il venait de donner, et malgré qu'il eût tout fait pour rassurer les esprits les plus difficiles ; *notre drapeau tricolore n'était même pas le bon* (1).

(1) M. le marquis de Lafayette, nommé en 89 commandant des gardes

« Le marquis de Lafayette venait de violer de bien « des manières l'acte additionnel qui conférait à « l'Empereur le pouvoir de dissolution à l'égard des « chambres, qui permettait sans doute d'interpeller « les ministres sur un fait, mais qui ne leur donnait « pas le droit de les appeler à la barre et de leur « intimer des ordres. *C'était tout simplement se « constituer en état de révolution, mais comme on « sentait qu'on y était, on ne faisait guère difficulté « d'y être un peu davantage* (2). »

Et la Chambre, toute aussi envahissante que ses aînées, devint menaçante envers l'Empereur, qui, ne pouvant seul défendre la France, se décida à abdiquer ; un saisissement douloureux suivit la lecture du message qui apportait cette abdication, « on sen« tit bien que Napoléon partait pour toujours et que « prochainement on partagerait son sort, les uns « destinés à l'oubli ou l'exil, les autres au dernier « supplice, et bientôt cette Chambre, *en se figurant « que Napoléon jeté à la mer, le navire surnagerait, « sentit sa faiblesse.* »

Sans s'occuper des ressources préparées par l'Empereur, la Chambre continue à discourir, nomme des commissions pour arriver à présenter sa très-humble soumission aux armées ennemies, ouvre les

nationales de France, aurait voulu qu'il en fût de même en 1825; ses prétentions étaient encore les mêmes en 1830, et par le fait il eût été au-dessus du Roi. Pour être républicain, on ne fait pas fi de l'ambition ; mais pour vouloir être un Washington il faut en avoir l'étoffe.

(1) C'est donc bien le marquis de Lafayette qui a constitué la Chambre en comité révolutionnaire.

portes de la capitale, où Anglais et Prussiens y font une entrée triomphale sans avoir combattu.

« *C'est ainsi que les vieux amis de la liberté ont*
« *défendu l'honneur de ce vieux drapeau tricolore*
« *de 89 contre les prétentions étrangères, c'est ainsi*
« *qu'un vétéran de cette cause sacrée, qui fut tou-*
« *jours étranger à l'esprit de faction, a défendu les*
« *intérêts de la patrie au camp des coalisés.* »

C'est avec du fer que l'on défend la patrie et non avec de belles et inutiles paroles, et nous ne sommes pas seuls à le penser, ainsi qu'on l'a pu voir plus haut, aussi, nous sommes persuadé que le désastre de Waterloo était réparable; l'Empereur proposa d'en tirer vengeance, tandis que la Chambre, par son refus, l'a rendu complet.

Deux jours après que l'armée se fut mise en marche pour se rendre derrière la Loire, Paris paya deux milliards, et tout fut dit. La honte en appartient donc à la Chambre seule; sourde à tous les conseils, elle a failli à son mandat, a été sans patriotisme, n'a montré ni dignité ni fierté; elle a fait plus, elle a déclassé la France que la bravoure de ses enfants a relevée de cette flétrissure.

Lord Wellington, parlant de M. Fouché, disait : *il nous a livré Paris.* N'était-ce pas indiquer la nullité de cette assemblée, son peu de valeur à ses yeux; n'était-ce pas lui dire : Nous allons torturer, avant qu'il ne meure, le chef de prédilection de la France, un grand homme qui nous a fait trembler tous et a porté la France au faîte de la grandeur, et vous ne direz mot, parce que vous n'en ressentez pas l'affront, et vous recevrez sans vous plaindre, celui que vous n'affectionnez pas, parce qu'il nous convient de vous le donner.

Si l'opinion des hommes éminents qui avaient été pour la défense, même après l'abdication, eût obtenu l'approbation de la Chambre et que la chance des combats eût encore trompé les efforts de nos braves, quels cris d'anathème eussent été poussés dans cette même enceinte ! Et cependant, en admettant que nous eussions de nouveau succombé, fût-il arrivé pire que ce qui a été? On n'en aurait pas moins combattu vaillamment, et l'honneur était sauf; mais la Chambre n'a pas voulu que nous ayons même cette consolation; elle a préféré rester avec toute l'humiliation de sa faiblesse et nous laisser ce regret.

Il aurait pu cependant en être autrement, nous le trouvons page 458, toujours dans l'ouvrage du remarquable écrivain :

« Il (le maréchal Blücher), voulait avoir l'hon-
« neur, en 1815 comme en 1814, d'entrer le premier
« dans Paris et l'avantage d'y lever de grosses con-
« tributions pour son armée, peut-être même de
« *faire pis encore*, s'il y avait combat. »

Plût à Dieu que ces très-chers alliés eussent essayé de brûler Paris! ce n'était plus alors une bataille, mais une lutte à mort pour la défense de chaque rue, de chaque maison ; nous avons eu, en 1812, pour linceul les glaces de la Russie; ils auraient eu pour tombeau l'écroulement de nos maisons embrasées. Ainsi se fut terminée cette dernière coalition, et la France eût promené son drapeau triomphant sur tous ces débris.

On trouve également cette phrase, page 456 du XXe volume :

« On lui avait rapporté (au duc de Wellington), « que Blücher voulait s'emparer de la personne de « Napoléon et, comme on le disait alors, *tâcher d'en « débarrasser le monde.* »

Cette pensée horrible, qu'un chef de Pandours repousserait peut-être, ne devait pas étonner chez Blucher, dont la rage bouillonnait depuis 1806 ; depuis cette illustre campagne, où, malgré son manque de loyauté, il n'avait pu, en abusant de celle du brave général Klein, se dérober par la fuite à la défaite la plus complète et à l'humiliation de mettre bas les armes avec son armée sous les murs de Lubeck.

Dès lors on ne voit en lui que le vrai type d'un vaincu aussi arrogant que cruel et vaniteux ; car dans cette trop courte campagne de 1815, les Prussiens sous ses ordres égorgeaient tout ce qui leur tombait dans les mains (1); ils commirent, dans cette nuit du 18 juin, des horreurs indignes de leur nation (2).

La cause de toutes ces calamités nous allons la dire, et c'est le savant écrivain qui parle.

« Certes, si l'honnêteté, le désintéressement « (M. Fouché), l'ascendant sur l'armée lui man« quaient absolument, l'art de tromper les partis, « de les mener à un but en leur niant effrontément

(1) Page 251.
(2) Page 253.

« qu'il y marchât, cet art il l'avait au plus haut de-
« gré. En un mot, il avait trop de ce dont le maré-
« chal Davout avait trop peu ; et dans une révolu-
« tion pareille, où il n'aurait fallu songer qu'au
« pays, il n'était capable de songer qu'à lui-même.
« La nouvelle du désastre de Waterloo fut pour son
« activité, sa vanité, son ambition, un aiguillon
« extraordinaire. Être débarrassé de Napoléon, le
« dédommageait, et au delà, des chances presque
« certaines que cet événement donnait aux Bour-
« bons, sans compter que dans la confusion actuelle
« des choses, *le géant abattu*, il n'apercevait dans
« ce chaos aucune tête qui pût dominer la sienne;
« il se voyait seul maître des événements, *jouant, en*
« 1815, *le rôle que M. de Talleyrand avait joué en*
« 1814, et avec plus de puissance encore; car dis-
« posant des partis dans l'intérieur de Paris, *traitant*
« *au dehors avec les armées ennemies* arrêtées de-
« vant la capitale, il se flattait d'être l'arbitre de la
« France comme de l'Europe, et dans son ridicule
« aveuglement, il ne discernait pas que si M. de
« Talleyrand, conseillant avec autorité et décision
« d'esprit les souverains victorieux, avait abouti à
« la Charte de 1814, lui, essayant de tromper tous
« les partis, pour finir par être trompé lui-même,
« *n'aboutirait qu'à livrer la France, et avec elle les*
« *têtes les plus illustres, aux colères de l'émigration et*
« *de l'Europe.* 1814, *en effet, avait été une récon-*
« *ciliation qu'il n'avait tenu qu'aux Bourbons de*
« *rendre durable :* 1815 *ne devait être qu'une*
« *odieuse vengeance !*

« Au milieu de la joie qu'ils éprouvaient de leur « entrée à Paris, les Bourbons et les *représentants* « *des cours étrangères* avaient tout à coup ressenti « un chagrin des plus vifs en apprenant que Napo- « léon avait réussi à s'évader. Ni les uns ni les au- « tres ne se croyaient en sûreté *si le grand pertur-* « *bateur du monde* demeurait libre, et dans leur « trouble, ils ne savaient pas encore *si sa mort* ne « serait pas un sacrifice dû à la sécurité générale. « Le malheur de cette évasion était imputé à « M. Fouché et on oubliait déjà *qu'il venait de* « *livrer les portes de Paris*, pour lui reprocher « amèrement de n'avoir pas livré Napoléon, ce qui « était une occasion de dire qu'il trahissait tous les « partis. Aussi les Bourbons et les alliés en étaient- « ils venus d'un engouement extrême à un violent « déchaînement contre leur favori de ces derniers « jours (1). M. de Talleyrand et le duc de Welling- « ton avaient seuls osé défendre M. Fouché, en di- « sant qu'après tout, il leur avait ouvert Paris, et « que si l'évasion de Napoléon était la condition de « ce service, il ne fallait pas trop s'en plaindre (2).

(1) Ce qui précède indique suffisamment que l'émigration faisait partie intégrante, cause commune avec la coalition.

(2) L'Empereur, sur son rocher, se prit à dire qu'il n'avait reconnu que deux traîtres en France pendant son règne, le premier dans l'armée, le second dans la haute administration ; il ne nous est pas permis d'en trouver plus.

L'Empereur disait encore à Sainte-Hélène aux généraux Montholon et Gourgaud :

« J'ai trois grandes fautes à me reprocher dans ma vie : celle de n'avoir pas fait pendre Fouché, de n'avoir pas mis Talleyrand dans une prison d'État et de n'avoir pas remplacé Berthier par Jomini. »

(*Paroles du général Montholon à son retour de Sainte-Hélène.*)

C'est ici le moment de faire apprécier deux époques très-rapprochées l'une de l'autre.

Le parti de l'émigration, qui n'avait fait parmi nous qu'une courte apparition, remonte de nouveau au haut de l'échelle ; son gouvernement a laissé pour souvenir à la France en 1814, l'abandon de nos places fortes, la négation des traités, consentis, reconnus et signés de lui, la désorganisation de l'armée ; en 1815, les échafauds dressés pour les hommes les plus éminents de l'Empire, désignés pour la satisfaction des plus odieuses vengeances *auxquelles ont pris part d'intention les célébrités étrangères par leur silence au moment de leur condamnation ;* le maréchal Ney devait subir la peine de son héroïsme, il portait ombrage pour l'avenir ; d'autres victimes désignées succombent par les commissions militaires, les plus heureux subissent l'exil ; et le roi Louis XVIII reconnaît devoir sa couronne à l'Angleterre.

L'empereur Napoléon, appelé à gouverner la France d'abord comme premier consul, la trouve sans administration, sans lois, sans finances, il remédie à tout, cette France devient bientôt la première en prospérité malgré les guerres qu'elle doit soutenir ; l'empereur Napoléon la couvre de routes, de monuments, améliore sa navigation intérieure par des canaux, enrichit ses musées, et *abdique, en 1814, pour éviter une guerre civile*, où le parti royaliste eût pris la plus grande part, ainsi qu'il l'essayât en 1815, et pour récompense de tant de bienfaits, de tant de gloire, de tant de richesses accumulées, il est enlevé à la France, et nouveau Prométhée meurt sur un lointain rocher, ayant pour vautour le gouvernement anglais, qui avait sollicité cette infâme mission, tant il est vrai que les peuples ne peuvent nier leur origine. Si les Saxons avaient eu un succès sur l'empereur Charlemagne, l'histoire nous aurait conservé le récit de ses souffrances. Moins heureux qu'Annibal que le poison débarrassa de la haine de Rome, Napoléon dut endurer cinq années de torture, et le roi Louis XVIII s'éteint tranquillement aux Tuileries, où une chapelle ardente *permet à ses sujets* de visiter ses restes mortels.

C'est ainsi que se produit la justice distributive d'ici-bas, nous voulons dire la justice humaine : il en est une autre, *la justice de Dieu*, que nous avait conservé cette providence, non pas celle de la coalition qu'affectionne M. Thiers, mais celle qui fut jusqu'ici la protectrice de la France.

Après trente-six ans de régime constitutionnel, elle a voulu que la troisième génération, héritière de la gloire de nos soldats tombés à Waterloo, que les descendants de ces braves gardes nationaux qui avaient pris les armes en 1815, fissent sortir de l'urne, par huit millions de voix, le nom de Napoléon, et disparaître ainsi la crainte d'un retour de 1793 (page 530), au moment où la République se préparait à nous couvrir de son sanglant drapeau.

Ces huit millions de voix ont bien été la voix du peuple; on l'a dit avant nous, la voix du peuple est la voix de Dieu, et répétons-le encore, c'est après une abdication exigée en 1815 par quelques républicains, et la trahison de M. Fouché, *c'est après trente-six ans de régime constitutionnel* que le nom du grand homme vient encore aider la France à sortir du chaos.

Le savant écrivain porte simplement tous ces faits à la connaissance de ses lecteurs et les laisse à l'appréciation de chacun; il ne trouve rien à dire non plus sur la conduite des puissances coalisées envahissant les États bavarois en septembre 1805 et en avril 1809; de l'Angleterre brûlant en pleine paix la flotte du roi Danemark, faits trop éloignés sans doute pour qu'il soit besoin de s'en occuper; toutes ces forfaitures accomplies ne lui semblent sans doute que de simples petits péchés véniels, sur lesquels il n'y a pas de jugement à porter; il nous représente au contraire comme des victimes tous ces rois trompés dans leur ambition, parce que tout ce qui s'est passé est à reprocher à l'empereur Napoléon, à ses fautes, du moins celles dont le savant auteur veut absolument le rendre responsable, et qu'il nous remet incessamment devant les yeux.

C'est la faute de l'Empereur si Marmont n'a pas vaincu à Salamanque, si Jourdan fut battu à Vittoria, si le maréchal Ney n'a pas été heureux aux journées de Dennewitz, de Leipsig, de Laon, enfin si Kulm est resté un triste souvenir pour le général Vandamme.

Si le maréchal Ney, poursuivi encore par l'insuccès « de ce passé, *s'est arrêté devant la fortune de la* « *France au 15 juin*, et n'a pas satisfait aux inten- « tions de l'Empereur, si le 16 il n'a point exécuté

« ses ordres, n'a pas tenu compte d'une lettre dé-
« taillée qui lui fut remise par le général de Fla-
« haut, à onze heures du matin, où les intentions de
« l'Empereur *étaient exposées avec la netteté et la*
« *précision qui lui étaient propre*, c'est encore la
« faute de l'Empereur. »

C'est aussi la faute de l'Empereur, si le maréchal Grouchy, brillant et remarquable au second rang, n'a pas malheureusement répondu à ce que l'on attendait de lui au premier (1).

Nous nous arrêterons dans le rappel de ces faits, dont le triste souvenir nous arrache encore des larmes ; il eût mieux valu pour nous peut-être de rester sur ce champ de bataille de Waterloo. Notre dernière pensée eût été pour ce regard de bienveillance que le grand homme a laissé tombé sur nous avant l'attaque de la garde, nous n'aurions pas connu toutes ses souffrances.

Tout est faute quand on veut en trouver ; M. Thiers nous dit encore, 793 :

« Il (Napoléon) *ne nous a pas donné la liberté que*
« *ses héritiers nous doivent encore*, mais au lende-
« main des agitations de la révolution française, *il*
« *ne pouvait nous donner que l'ordre*, et il faut lui
« savoir gré de nous avoir donné, *avec l'ordre*, notre
« état civil et notre organisation administrative. »

(1) Il nous semble que ce devrait être aussi la faute de l'Empereur si ce maréchal, débarrassé du lourd fardeau du commandement qui venait de lui être confié, retrouve instantanément sa lucidité d'esprit, toute sa vigueur et toute son activité, et rentre en France avec son corps d'armée, sain et sauf, en quittant son funeste champ de bataille. L'Empereur lui avait indiqué la direction à prendre.

C'est déjà quelque chose, et surtout que le brillant écrivain le reconnaisse, seulement en reconnaissant que l'Empereur *ne pouvait nous donner que l'ordre*, il regrette « *la liberté que ses héritiers nous doivent* « *encore.* »

A cette phrase, il manque le principal, *la définition de cette liberté et ses limites.* Nous ne lui faisons pas l'injure de croire que celle qu'il regrette soit cette liberté sans limites que nous avons supportée sous le gouvernement Ledru-Rollin ; liberté pour tous, *où des bandes de citoyens* se promenaient dans les rues à la chute du jour, abattant les réverbères et demandant avec fureur qu'on mît *des lampions* aux fenêtres pour éclairer leurs hauts faits, menaçant de briser les vitres si l'on n'obtempérait promptement à leurs désirs ; cette liberté fut *toute voisine* du gouvernement dont M. Thiers a été l'un des derniers ministres. Nous nous permettons de lui demander ce qui l'a empêché de nous conserver ce qui existait alors et qu'il avait mission de défendre. Peut-il oublier qu'entre les deux empires il a existé une lacune de trente-six ans, où les libertés constitutionnelles ont eu le champ libre, où elles ont été longuement discutées ; si elles ne complétaient alors la pensée du brillant écrivain qui l'empêchait de développer son opinion et de la faire prévaloir ? La tribune lui était toujours ouverte, son talent hors ligne le faisait écouter plus qu'aucun autre ; enfin, qui les a perdues ces libertés que l'on réclame et à qui la faute ?

Il a donc été donné sous le premier Empire *tout*

ce qu'il était possible, l'ordre ; lorsque est arrivé le second, nous possédions la licence, succédant au gouvernement de M. Thiers, et l'anarchie se montrait toute menaçante ; en prenant leur place, lui aussi *nous a donné l'ordre,* tout ce qu'il pouvait nous donner, et il ne nous devait rien, *il n'avait pas charge d'héritage,* malgré le dire de M. Thiers ; car il est un fait que l'on ne peut nier, les libertés constitutionnelles se sont promenées de 1814 à 1851, non par la canne à la main, mais les fusils chargés, ce qui est plus que suffisant, ce nous semble, pour dégager le second empire, s'il y avait eu pour lui l'obligation que l'on prétend lui imposer : ce qu'il a fait jusqu'à présent *est donc son œuvre à lui seul ;* s'il y ajoute quelque chose plus tard, on le lui devra encore.

Ce qui nous amène à nous faire cette question, quel est la forme de gouvernement auquel il serait mieux de donner la préférence ?

Est-ce la République ? Si la Révolution de 89 a jeté les bases d'institutions meilleures, elles ont été foulées aux pieds, elle nous a laissé de bien cruels souvenirs ; sans le général Bonaparte, nous étions menacés des mêmes destinées que l'héroïque Pologne (1) que l'on dépeuple au moment où nous écrivons au profit de la Sibérie.

Est-ce la République des États-Unis ? En Amérique le sang coule à flot depuis deux années ; la lutte engagée entre les États du Nord et les États du Sud,

(1) Ceci est écrit longtemps avant l'insurrection polonaise.

dont les moindres incidents outragent l'humanité, ne fait que nous attrister ; ce que nous savons de ce pays depuis que la vapeur a rapproché les distances, nous le montre agité par les plus mauvaises passions; excepté 1793, nous avons toujours eu moins mauvais que cela. Avant cette guerre impie, un Américain venant en France se montrait fier des lois de son pays, de ses libertés, les États-Unis étaient le paradis des hommes libres, mais il ne nous disait pas *que ces libertés* comprenaient celle du meurtre en pleine rue, et jusque dans le temple de la justice, à coups de revolver : nous trouvons cette liberté un peu trop large et ne la désirons pas.

Nous ne dirons rien de la République Argentine, de celles du Mexique, du Chili, du Pérou, enfin de toutes celles du nouveau monde, où l'on s'égorge à plaisir tous les deux ou trois ans, où l'on se dépouille à tour de rôle pour peu que l'on ait besoin de tâter du pouvoir.

Nous ne dirons rien non plus de ces expéditions faites de nos jours, où les caisses publiques ont été pillées au profit de l'union et de la liberté, comme à de lointaines époques, *les compagnies de routiers*, dont les chefs aussi prétendaient à la célébrité.

Il nous reste à dire notre pensée sur le régime constitutionnel, qui serait probablement le meilleur si chez nous la grande difficulté n'était pas dans son application. Périssent les colonies plutôt qu'un principe, était le dire d'autrefois; celui de 1815 à 1851 a été : Périsse la France plutôt que l'esprit de critique et d'opposition.

Nous avons possédé ce gouvernement constitutionnel depuis 1814. En 1830 les modifications désirées ont été obtenues, c'était alors l'arche sainte à laquelle il ne devait plus être touché ; mais ce n'était pas l'avis des républicains qui, cette fois mieux organisés, ne tardèrent pas à nous faire comprendre quelles étaient leurs espérances.

Si la poudre avait dit son dernier mot après 1814, l'émeute ne tarda pas à gronder, même dans cette première année de 1830 et les coups de fusil à se faire entendre ; les hommes sages et de bon jugement étaient en nombre dans l'Assemblée, mais comme toujours, chez nous, la minorité voulait avoir raison de la majorité et, pour l'obtenir, fit appel aux passions populaires : M. Casimir Périer, énergique défenseur des intérêts de son pays, était alors président du Conseil, il mourut à la peine.

Ces désordres n'étaient qu'un avant-coureur de ce qui devait se passer.

Après avoir vu ce que l'on a appelé les ambitions impériales s'éteindre à Sainte-Hélène devant l'émigration aidée des baïonnettes étrangères, et ce parti ainsi protégé peser sur la France jusqu'en 1830, est venu le tour des *ambitions ministérielles*, qui n'eurent pas besoin d'aide pour finir par mettre la France en péril ; cette époque ne s'est fait remarquer que par un jeu d'esprit, une lutte d'éloquents discours à la tribune, où l'opposition, qui se disait dynastique, n'a pas eu le moins de succès ; mais elle nous a gratifié des *banquets*, sans s'apercevoir que marchait derrière elle une masse agissante voulant du positif et peu soucieuse de belles paroles ; c'était l'ennemi qui s'avançait comme les Prussiens à Waterloo.

« Il fallait assurément être aveugle pour résister à de telles indications. »

Cependant il en fut ainsi, et ces *ambitions ministérielles responsables*, qui nous avaient si souvent dit : *le Roi règne et ne gouverne pas*, se retirèrent sans résistance aucune devant le parti démagogique, laissant le gouvernement constitutionnel s'écrouler *et le Roi seul et sans défense devant l'émeute* qui envahissait les Tuileries lorsqu'il formulait son abdication, *sans qu'un seul* de ses nouveaux ministres soit près de lui.

Ainsi ce prince, le plus éclairé, le plus remarquable alors des souverains de l'Europe, quitte le palais des Tuileries qu'il avait habité dix-huit ans, comme s'il eût occupé une maison de verre, traverse le jardin avec une partie de sa famille et quelques-uns des officiers de sa maison, pour se rendre sur la place de la Concorde, où il fut reçu par le colonel du 8e de cuirassiers, qui l'escorta jusqu'à Saint-Cloud.

Que faisaient, pendant ce temps, les nouveaux ministres, nous ne saurions le dire ; mais qu'ils le sachent bien, qu'en ne défendant pas le trône et le vénérable prince qui l'occupait et que la France s'était choisie, ils ont diminué le prestige attaché au caractère de la souveraineté : c'est à notre avis plus qu'une faiblesse, c'est une énorme faute dont ils auront à rendre compte et que l'histoire devra leur reprocher.

Ainsi finit le règne du roi Louis-Philippe, le plus vertueux homme de tout le royaume de France, le plus sincèrement constitutionnel, qui avait échappé à dix-sept assassinats, à la détonation de la machine infernale de Fieschi, où les victimes, et des plus illustres, ne manquèrent pas; qui avait été pour cela forcé de renoncer à ces promenades où, comme un simple citoyen, il aimait à se mêler au peuple et oublier sa puissance souveraine; qui avait dû se consoler d'être souvent éconduit « par ses ministres responsables, lorsqu'il sollicitait d'eux « une sous-lieutenance ou un bureau de tabac en « faveur de l'infortune. »

Que pouvait-on désirer alors, qui pouvait mieux occuper le trône que le roi Louis-Philippe? aimant et comprenant le gouvernement constitutionnel trop à la lettre, à notre avis; mais ce n'était pas encore assez pour l'opposition extrême et même pour l'opposition qui se disait dynastique et d'où vient cette accusation : « On traîne le drapeau national dans la « boue. »

Nous pouvons demander à cette opposition si l'expression de regrets consignés page 444 du XXe volume de l'*Histoire du Consulat et de l'Empire* est sincère :

« Ramené mort aux Invalides (l'empereur Na- « poléon) par un roi de la maison d'Orléans, qui « lui-même n'est plus aux Tuileries au moment où « j'achève cette histoire, *tant les habitants de ce « redoutable palais se succèdent vite dans le siècle « orageux où nous vivons.* »

S'il en était autrement, nous n'y verrions qu'une misérable hypocrisie semblable à celle contenue dans certain passage de la capitulation de Paris, page 497.

Quand on a fait tout ce qu'il fallait pour qu'une chose soit, il ne faut pas s'en plaindre, témoigner des regrets tardifs et dire, page 530 : *nous avons pu craindre en 1848 de revoir* 1793.

En vérité, Messieurs de l'opposition, vous avez toujours tiré à boulets rouges sur le parti de l'émigration, si funeste à la France il est vrai ; mais s'il fallait peser le pour et le contre, l'avantage ne vous appartiendrait pas et nous pensons que vous auriez joué une comédie des plus dangereuses pour vous. Aussi, sans un secours inattendu, soudainement apparu pour la France et pour les hommes les plus capables et les plus sincères de votre opinion, la place de la Concorde reprenait son ancien nom de place de la Révolution et vous devenait funeste ; en 1793, les sommités des partis qui se combattaient n'ont pas été ménagés, et c'est ce qu'une pareille époque vous préparait de nos jours.

Tout était donc à recommencer après soixante ans d'épreuves sans un Napoléon.

Nous avons eu la machine infernale sous le premier empire, les obus de facture anglaise sous le second ; mais au moins les auteurs avaient mûri les moyens d'exécution de leur projet criminel hors de France, où ils n'étaient entrés que pour se mettre à l'œuvre, tandis que c'est du milieu de notre population que sont sortis tous ces furieux avides du sang d'un prince méritant le nom de *Père du peuple*, et moins dangereux encore pour la France, suivant nous, que cette minorité factieuse ne se rebutant de rien, n'écoutant que ses passions, prétendant à elle seule représenter le pays tout entier ; aussi à elle seule était réservé *le déshonneur de mettre la France en deuil* ; de la priver de son souverain et de ses quatre fils, qui avaient grandi au milieu de nous, étudié dans nos écoles et, devenus hommes et loyaux à l'égal de leur père, avaient donné tous les gages possibles de dévoûment à leur pays. Pour terminer ce règne de dix-huit ans, nous disons que si le roi Louis-Philippe a pu sortir de France en 1848 *pour mourir en exil*, l'apparition de l'émeute dans l'assemblée prouve que la honte d'un drame sanglant rappelant une autre époque, appartenait encore à cette minorité.

Une fois la majorité de la Chambre réduite à l'impuissance par la masse populaire, ces audacieux tribuns s'empressèrent de monter à l'assaut des ministères, se réservant celui des finances pour le lendemain, tandis que leurs satellites prenaient possession du palais des Tuileries, le dévastait, le pillait.

Ces députés avaient juré la Charte, ils renversaient le gouvernement qui la défendait ; ainsi en 1830, un premier gouvernement disparaît pour avoir violé les lois du pays, en 1848 un second s'écroule pour y être resté fidèle. Singulier rapprochement !

Nous venons de retracer les *progrès successifs*

survenus dans nos libertés constitutionnelles, et nous ne nous mettons pas au nombre de ceux qui penseraient à s'en féliciter.

Le gouvernement des banquets succéda à celui du Roi, mais ce ne fut que pour quelques heures ; il s'empressa de faire place à celui de Ledru-Rollin et consorts, pendant lequel le trésor de l'État ne se remplit pas, *même avec l'appel des quarante-cinq centimes.*

Les deux oppositions, quoique bien distinctes, doivent prendre à égale part la responsabilité des journées de juin accompagnées de leur sanglant cortége (1) : la première, parce qu'elle voyait dans *la présidence des banquets* le moyen assuré *du pouvoir*, qu'elle voulait posséder à tout prix, sans s'inquiéter du désordre qu'elle introduisait dans nos institutions et la société; la seconde, par sa vénalité d'abord et son incapacité ensuite, peu soucieuse de ce qui pouvait s'ensuivre.

M. Thiers fut un des derniers ministres du Roi, nous l'avons dit, et comme ses collègues de cette déplorable époque, impuissant à opposer une digue à la vague mugissante à laquelle on avait donné passage, qui engloutit dans sa course furieuse le trône, l'assemblée et les ministres, même celui des banquets, qui disparut comme une ombre; car il faut le dire encore, aucun d'eux n'était présent au

(1) Le sang répandu dans ces fatales journées, ou quatorze de nos généraux ont été perdus pour la France, mériterait les reproches du savant écrivain à un autre titre que celui répandu en combattant les ennemis de la France, et pour lequel il nous montre tant de regrets.

moment de l'abdication du Roi en faveur de son petit-fils le comte de Paris.

Dernier progrès, hélas ! du gouvernement constitutionnel.

C'est un bien triste tableau à reproduire aux yeux de tous, que le souvenir de toutes ces constitutions *où le sang a coulé* à chaque phase nouvelle et répandu par des mains fratricides.

Aucune d'elles, et nous le disons avec de grands regrets, ne nous a apporté, posé les limites de cette sage liberté tant vantée dans tous les écrits, tant de fois promise ; — quand elle nous viendra, elle aura nos sympathies bien sincères, en l'attendant, nous nous abstiendrons.

Si la France a recueilli quelque bien au milieu de tous ces bouleversements, elle l'a bien payé et de son sang le plus pur, encore si c'était fini !....

L'Empereur Napoléon III est déjà entré dans cette voie constitutionnelle; il attend sans doute plus de sagesse et de dévoûment au pays des corps constitués d'aujourd'hui ; plaise à Dieu qu'il ne se trompe pas, nous formons les vœux les plus sincères pour qu'il en soit ainsi, et surtout que *ce mot de liberté ne serve plus de marchepied, comme par le passé, à toutes les ambitions.*

Nous avons donné les raisons qui nous ont fait entrer dans une opinion opposée à celle que professe le savant auteur de l'*Histoire du Consulat et de l'Empire*, malgré tous les sentiments que nous éprouvons pour lui, malgré la parfaite admiration que nous inspire son talent, nous disons encore une fois avec le même *cri de conscience* qui termine son remarquable ouvrage, que nous préférons de beaucoup le gouvernement de Napoléon III, nous trouvons dans ce gouvernement le très-rare mérite de la sagesse, de la prudence, sans rien dire de cette gloire bien acquise de Solférino qui nous semble si précieuse à nous autres vieux soldats du premier Empire; cette sagesse, cette prudence assurent les destinées de notre pays, au moins pour quelque temps : nous voudrions que ce fût pour toujours.

Pour certain parti, le nouvel Empire doit être, comme il le dira toujours, le gouvernement de la tyrannie. Eh bien ! va pour la tyrannie, nous en acceptons le chef pour tyran ; *même s'il le devenait*, on trouvera toujours en lui un bon côté, *introuvable* chez une soixantaine de petits tyrans, *mais vrais*, sortis d'un gouvernement constitutionnel ou de tout autre nom, qui disparaîtraient sous la pression de la première émeute, en nous laissant chercher le remède au mal qu'ils auraient fait.

Le passé sera-t-il une utile leçon, espérons-le, puisque la plupart de nos derniers opposants ayant quelque valeur protestent de leur dévoûment au système actuel.

UN VIEUX SOLDAT.

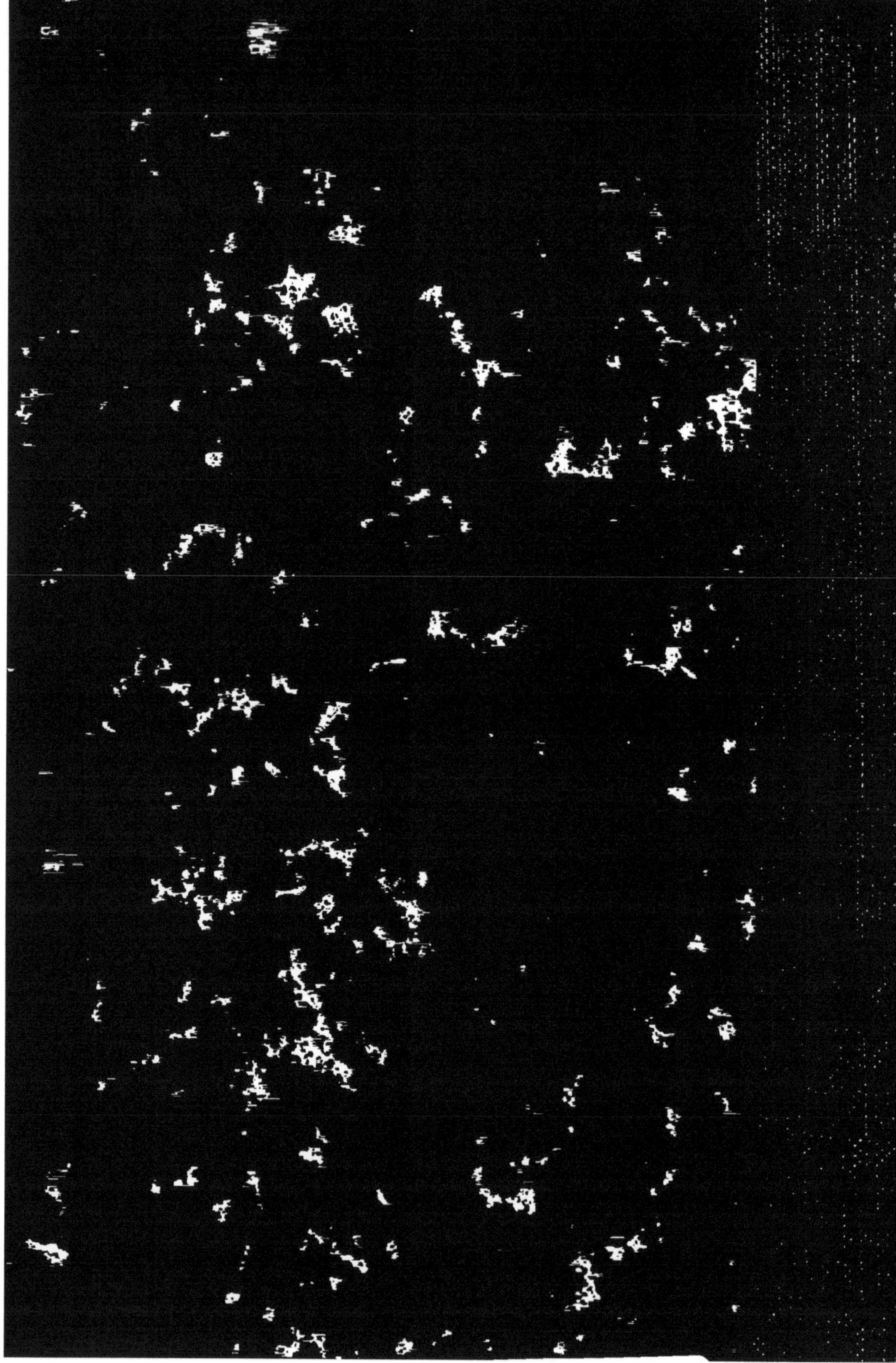

www.ingramcontent.com/pod-product-compliance
Ingram Content Group UK Ltd.
Pitfield, Milton Keynes, MK11 3LW, UK
UKHW012105240726
13965UKWH00004B/1548

9 782013 193788